AF373743

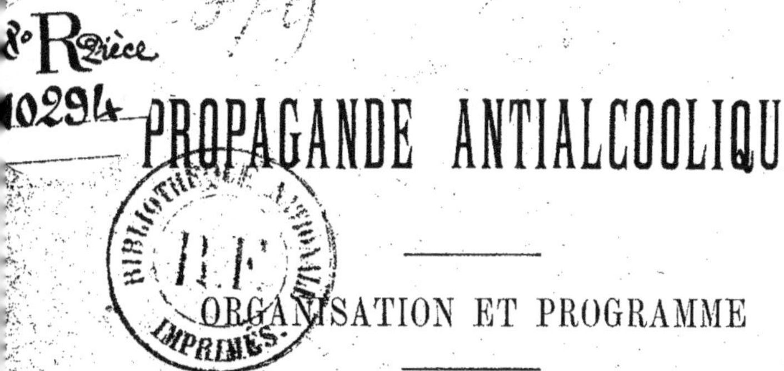

PROPAGANDE ANTIALCOOLIQUE

ORGANISATION ET PROGRAMME

RAPPORT

PRÉSENTÉ

Par M. le Professeur DOUMERGUE

AU

CONSEIL DE L'UNIVERSITÉ DE TOULOUSE

DANS SA SÉANCE DU 11 MARS 1904

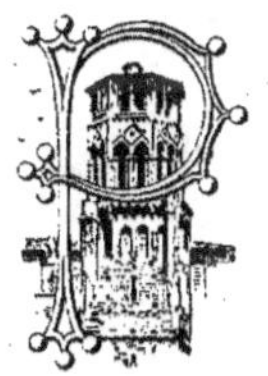

TOULOUSE

IMPRIMERIE ET LIBRAIRIE ÉDOUARD PRIVAT

Librairie de l'Université

14, RUE DES ARTS (SQUARE DU MUSÉE)

—

1904

PROPAGANDE ANTIALCOOLIQUE

ORGANISATION ET PROGRAMME

MESSIEURS,

La campagne antialcoolique, inaugurée par le Conseil de l'Université il y a environ sept ans, vient de clore sa première période. Parmi les principaux résultats obtenus, je cite : plusieurs centaines de Ligues cadettes, un petit Manuel à l'usage des ligueurs, qui continue son œuvre de propagande, et le Congrès universitaire antialcoolique et antituberculeux qui s'est réuni il y a deux ans à Toulouse, et qui va se réunir de nouveau, dans quelques mois, à Montpellier.

Et au moment où cette campagne entre dans une seconde période, il nous a paru aussi utile que convenable d'exposer brièvement au Conseil ce que nous pouvons appeler : *notre organisation et notre programme.*

I.

D'abord notre organisation.

Une circulaire rectorale du 15 février 1903, approuvée par vous, a convié les maîtres à des groupements cantonaux.

« Le Conseil de l'Université, était-il dit, a pensé qu'au lieu de s'adresser directement à chaque instituteur ou à chaque institutrice, il valait mieux faire appel au groupe d'instituteurs et d'institutrices d'un même canton. Tous sont réunis par l'inspecteur primaire une fois et même deux fois par an, soit pour discuter des questions pédagogiques et recevoir des directions professionnelles, soit pour arrêter la liste des livres à autoriser dans les écoles, ou pour assister aux examens du certificat d'études primaires. Il convient de profiter de ces réunions pour les convier à étudier et à adopter un plan de campagne qui varierait nécessairement d'un canton à l'autre, suivant la nature et la gravité du danger, suivant la qualité et les forces de l'adversaire. Après s'être entendus sur les meilleurs moyens à employer dans les différentes communes, ils s'en iront, chacun de son côté, mener le bon combat, et, à la conférence suivante, ils rendront compte par écrit et oralement de ce qu'ils auront tenté et obtenu. »

Jusqu'ici nous n'avons de renseignements que sur les mesures prises pour tenir compte de ces recommandations. Mais nous avons tout lieu de penser que les prochains rapports nous indiqueront des résultats sur bien des points remarquables.

Toutefois, il n'était pas possible de s'en tenir là, et le 13 février 1904 a eu lieu ici, à l'hôtel de l'Académie, sous la présidence de M. le Recteur, la première réunion d'un *Comité central pour la lutte antialcoolique*.

Une nouvelle note rectorale du 13 janvier — toujours approuvée par vous — avait provoqué pour chacun des huit départements de l'Académie la formation d'un Comité, et chaque Comité avait envoyé un délégué à Toulouse [1].

Il est nécessaire de rappeler ici les propositions qui, par cette réunion du 13 février, sont devenues comme la charte de notre activité ultérieure :

« Il y a lieu de créer, au chef-lieu de chaque département de l'Académie, un *Comité antialcoolique*, présidé autant que possible par l'Inspecteur d'Académie, et composé de quelques membres de l'enseignement et de quelques personnes de la ville particulièrement dévoués à la *cause antialcoolique*.

---

1. Voir plus loin la composition du Comité central et des huit Comités départementaux.

« Les huit *Comités antialcooliques* départementaux éliront chacun un délégué, et les huit délégués constitueront un Comité central chargé de soutenir, d'exciter et de régulariser la *lutte antialcoolique* dans l'Académie.

« La *lutte antialcoolique* consiste à faire de la propagande par les conférences, les tracts ; à aider l'enseignement des maîtres en leur fournissant, si possible, les ressources qui leur manquent, tableaux, graphiques ; à organiser des Ligues scolaires cadettes, rattachées à l'*Union française antialcoolique*.

« En particulier, et pour montrer par des faits que la *lutte antialcoolique* n'est pas une lutte purement théorique, sans résultats visibles et tangibles, il y a lieu, pour les instituteurs et les institutrices, de demander à leurs écoles (qu'elles possèdent ou non une Ligue cadette) de fournir une cotisation minimum de un franc (à un sou par enfant qui voudrait le donner). Avec les sommes ainsi recueillies, chaque département pourra envoyer à la montagne, en été, un certain nombre d'enfants chétifs, anémiés, fils et filles en général d'alcooliques, en tout cas candidats à l'alcoolisme et à la tuberculose.

« Chaque Comité départemental aura une assemblée annuelle publique, où il rendra compte de ses efforts et cherchera à gagner des adhérents.

« Au commencement de la campagne d'hiver, et pour l'organiser avec ensemble, le Comité central se réunira à Toulouse, sous la présidence du Recteur. Il pourra, du reste, se réunir toutes les fois qu'il le jugera nécessaire. »

II.

En exposant notre *organisation,* nous avons déjà indiqué notre *programme.* Peut-être n'est-il pas inutile de bien le préciser.

Notre campagne antialcoolique a pour milieu l'école. Or, à l'école, une campagne antialcoolique ne peut être que préventive, et la prévention est chose abstraite, donc pas très populaire, pas très enthousiasmante.

Où sont les résultats d'une campagne antialcoolique de *pré-*

vention ? Nulle part, ou, ce qui revient à peu près au même, dans certaines statistiques. Je ne dis pas certes qu'ils n'existent pas ; je dis qu'ils sont invisibles. Même la *prévention* est dans cette situation bizarre : plus elle réussit, moins on voit les résultats qu'elle obtient. Et supposez que nous empêchions tous nos enfants, tous les enfants de France, de devenir un jour alcooliques ; ce jour-là, s'il restait encore quelques buveurs, ils triompheraient, et, d'un ton narquois, ils demanderaient : « Ces ligues antialcooliques, à quoi servent-elles ? Il n'y a pas d'alcooliques. »

A quoi servent-elles ? Mais précisément à faire qu'il n'y ait pas de malades, ce qui est le triomphe des bons et vrais remèdes. N'en déplaise au préjugé, parfaitement ridicule mais plus enraciné encore, en fait de vice et de fléau comme en fait de maladie, la prévention c'est presque le seul remède individuel, et, en tout cas, c'est le seul remède social.

Sommes-nous donc condamnés à l'impuissance et presque au discrédit, entre la nécessité, d'un côté, de la lutte préventive, et l'absence, de l'autre côté, des résultats visibles de cette lutte ?

Non certes, et d'autant moins que le problème, en apparence insoluble, comporte une solution des plus élégantes, comme on dit en mathématiques. Loin d'abandonner la *prévention*, il suffit de la pousser assez loin, c'est-à-dire de pousser la *prévention* antialcoolique jusqu'au moment où elle devient de la *prévention* antituberculeuse. Voici comment.

L'alcoolisme est redoutable parce qu'il affaiblit la race ; parce qu'il prépare des générations anémiées, vitalement sans défense, proie lugubrement, fatalement destinée à la tuberculose. Eh bien ! que notre antialcoolisme prenne les enfants affaiblis de nos écoles et leur rende la force ; qu'il prenne les enfants aux joues trop pâles et qu'il en fasse des enfants aux joues roses ; qu'il prenne les enfants aux membres alanguis, malingres, dépérissant, et qu'il en fasse des enfants aux membres vifs, allègres, en pleine prospérité de croissance. Puis, nous appellerons parents, amis, et sceptiques, et critiques, et « blagueurs » de l'antialcoolisme, et nous leur dirons : « Voyez ! touchez ! mesurez ! pesez ! Les résultats de notre antialcoolisme, les voilà !

Ce sont nos colonies de vacances qui ont produit ces miracles. »

Un essai — fort modeste — a déjà été tenté aux vacances dernières par le comité antialcoolique de Tarn-et-Garonne. Quatre enfants ont constitué la première colonie de vacances, mise au monde, puis-je dire, par notre Université[1]. Et cette année, le Tarn-et-Garonne compte envoyer une colonie beaucoup plus nombreuse; car il s'est procuré des ressources, et voici comment : il a demandé à chaque enfant des écoles s'il ne voudrait pas donner un sou par an. Les réponses ont été pleines d'entrain.

En quelques jours, deux cent vingt-deux écoles sur deux cent vingt-huit, qu'avait touchées l'appel du Comité, ont donné près de 300 francs (exactement 295). Quand toutes les réponses des quatre cents écoles seront arrivées, c'est donc une somme de plus de 600 francs qui sera réunie. De plus, les étudiants de Montauban ont décidé d'envoyer un enfant, le Lycée de jeunes gens et le Lycée de jeunes filles chacun un, et l'école annexe de l'École normale d'instituteurs un aussi. Trois généreux donateurs en enverront un chacun. Les membres de la Ligue antialcoolique, dans la ville de Montauban, donnent une centaine de francs par an. Enfin, le Comité compte sur l'appui de l'armée, du Conseil général, du Conseil municipal, qui vient en effet de voter des fonds pour l'envoi de trois enfants. La colonie de Tarn-et-Garonne sera donc de vingt-cinq à trente enfants.

Or, le Tarn-et-Garonne est le plus petit des départements de l'Académie. En bonne logique, il faudrait multiplier ces résultats au moins par huit. Est-ce que déjà les étudiants de la Faculté de médecine, à l'appel de leur doyen, n'ont pas réuni plusieurs centaines de francs ?

L'élan est donné.

1. Nous avons ici à remercier, et très vivement, l'œuvre des *Petits Toulousains aux Pyrénées*, qui a bien voulu accepter nos quatre pupilles, et qui, du reste, est disposée à faire encore plus pour nous.

III.

Et tout serait parfait si ce nouveau succès ne risquait pas de créer un autre danger, qu'il me reste à prévenir, si possible.

En effet, de divers côtés des voix s'élèvent, bienveillantes, qui disent : « A la bonne heure ! voilà la vraie voie : il n'y a qu'à marcher résolument. La préservation antituberculeuse ! Les enfants à la montagne ! Parfait ! Mais alors pourquoi ne pas abandonner cette préoccupation antialcoolique, qui décidément n'est pas populaire et qui provoque tant d'indifférence ? » Eh bien, ce conseil et les sentiments instinctifs qu'il trahit, voilà ce que je me permets d'appeler un danger pour l'œuvre entreprise par le Conseil. Quelques mots suffiront certainement pour me faire comprendre.

La chaîne de misère et de mort qui meurtrit le corps et l'âme de notre société est composée actuellement de trois anneaux, agencés l'un dans l'autre, comme dans une chaîne sans fin : l'alcoolisme, la tuberculose, les logements insalubres. Impossible de soulever la chaîne sans soulever les trois anneaux. Et pour quiconque veut libérer la société, tout le choix consiste en ceci : par quel anneau faut-il saisir la chaîne ?

Eh bien ! pour l'école, petite et grande, par conséquent pour l'Université, ma conviction de plus en plus éclairée, je crois, de plus en plus profonde, en tout cas, c'est qu'elle doit saisir la chaîne par cet anneau qui s'appelle l'alcoolisme. Elle le doit, précisément parce qu'elle est une école, une Université, c'est-à-dire une institution scientifique et une institution pédagogique.

La science, en effet, n'en doute plus ; les trois fléaux : alcoolisme, tuberculose, logements insalubres s'engendrent l'un l'autre, mais, en définitive, celui qui est le plus la cause des autres, et en particulier de la tuberculose, c'est l'alcoolisme.

Un moment, on avait cru pouvoir venir à bout de la tuberculose directement par le sanatorium. Or, le sanatorium peut opérer de merveilleuses cures individuelles, mais, au point de vue social, il est insuffisant.

De même que le don d'une somme d'argent peut sauver un *miséreux*, mais que l'aumône cependant, loin de supprimer la *misère*, l'entretient, de même le sanatorium, excellent pour guérir certains *tuberculeux*, au lieu de supprimer la *tuberculose*, risquerait de l'entretenir.

Et voici la double conclusion à laquelle a fini par aboutir la science physiologique et sociale : 1° Pour arrêter la tuberculose, il faut rendre le corps de l'homme capable de résister au microbe, et comme la grande cause d'affaiblissement du corps humain est aujourd'hui l'alcoolisme, pour combattre efficacement la tuberculose, il faut combattre tout d'abord l'alcoolisme. 2° Comme le grand moyen de fortifier la race, affaiblie par l'alcoolisme, c'est de fortifier l'enfance, le grand remède contre la tuberculose c'est la colonie de vacances. Et Grancher, le maître français peut-être le plus autorisé en matière tuberculeuse, vient précisément de lancer un appel où, après avoir présenté la colonie de vacances comme l'œuvre par excellence de préservation contre la tuberculose, il conclut et s'écrie : « Si toutes les familles riches payaient la rançon de santé de chacun de leurs enfants par le salut d'un enfant pauvre menacé de contagion » et sauvé en buvant l'air pur de la montagne, « la tuberculose serait à notre merci ».

Donc, parce qu'elle est une institution scientifique, l'école, l'Université doivent pousser la préservation antialcoolique jusqu'à la préservation antituberculeuse ; mais, précisément pour détruire l'effet en détruisant la cause, elle doit rester un foyer de lutte antialcoolique.

Et elle doit le rester encore plus parce qu'elle est une institution pédagogique.

Certes, Messieurs, je ne crois pas avoir besoin de vous dire combien je suis de ceux qui veulent pousser l'école, l'Université dans la voie des préoccupations sociales et des solidarités démocratiques. Mais je n'en suis pas moins — au contraire — de ceux qui désirent que l'école reste l'école, que l'Université reste l'Université, un instrument d'instruction et d'éducation. Il n'est jamais entré dans ma pensée de vouloir vous provoquer à jouer au Bureau de bienfaisance ou à l'œuvre de charité. Il ne nous faut pas être autre chose qu'universitaires.

Or, les campagnes contre la tuberculose ou contre les logements insalubres peuvent éduquer la sensibilité, la générosité, deux vertus qui ne sont point à dédaigner. Mais ce qui nous manque à l'heure actuelle, ce ne sont pas précisément des cœurs sensibles, ni même des bourses ouvertes : ce sont surtout des caractères. Et seule la campagne contre l'alcoolisme me paraît capable d'éduquer la volonté droite et bonne. Voilà pourquoi elle est vraiment une campagne universitaire.

Pour nous occuper en effet des logements insalubres, qu'avons-nous à faire ? Si nous voulons prêcher d'exemple, il nous suffira d'habiter un appartement aéré, ensoleillé. Mieux nous serons logés, et meilleur sera l'exemple que nous donnerons. Pour combattre la tuberculose, qu'avons-nous à faire ? Si nous voulons prêcher d'exemple, il nous suffira de prendre des précautions, de nous bien nourrir, d'aller en villégiature. Mieux nous vivrons, et meilleur sera l'exemple que nous donnerons.

Tandis que pour l'alcoolisme, ah ! c'est autre chose. Si nous voulons prêcher d'exemple, il sera bon de nous abstenir de liqueurs agréables ; il sera bon de devenir insensibles aux charmes séducteurs de ces fées, qui ont mis dans leurs robes toutes les couleurs de l'arc-en-ciel, fées vertes, jaunes ou rouges ; il sera bon d'entrer dans une Ligue et de signer cet engagement qui, en échange d'un peu de liberté, donne tellement d'énergie ; en un mot, il sera bon de faire un sacrifice. Et tous les éducateurs et tous les psychologues le savent, le sacrifice, c'est l'eau dans laquelle se trempe l'arme véritable de tous les bons combats, la volonté.

La tuberculose, les logements insalubres relèvent de la philanthropie ; l'alcoolisme relève de la philanthropie et surtout de la morale.

Ne cherchons pas ailleurs, Messieurs, ce qui fait la vogue de l'antituberculose et le discrédit de l'antialcoolisme. Mais ne cherchons pas ailleurs non plus ce qui pour nous tous, maîtres, et pour tous nos élèves, petits ou grands, donne, doit donner à l'antialcoolisme son utilité et sa valeur pédagogique.

Voilà pourquoi il serait non universitaire — c'est-à-dire antiscientifique et antipédagogique — de faire de l'œuvre des Enfants à la montagne, qui doit fortifier la propagande contre l'alcoolisme, une œuvre qui remplacerait et supprimerait cette propagande.

Et je conclus.

L'Université — étant universitaire — laisse naturellement à ceux qui veulent bien entendre ses appels leur pleine indépendance départementale. Que tous les sous-titres soient donc ajoutés au titre principal, c'est très bien. Mais il est essentiel que le titre principal reste : lutte antialcoolique. Que toutes les préoccupations secondaires soient ajoutées à la préoccupation principale, c'est très bien. Mais que la préoccupation principale reste la préoccupation antialcoolique, car, au point de vue scientifique et au point de vue pédagogique, c'est-à-dire au point de vue spécifiquement scolaire, universitaire, le grand ennemi à combattre, c'est l'alcool.

En d'autres termes, c'est très bien, me semble-t-il, que l'Université pousse les enfants de l'Académie vers la montagne, sur les hauteurs où les globules rouges se multiplient, où les poumons s'élargissent, où les thorax s'agrandissent, où les tailles se haussent...

Mais c'est encore mieux — plus universitaire encore — que l'Université, chargée de préparer non seulement des corps, mais avant tout des hommes pour la patrie, dirige ses enfants vers cette autre montagne, abrupte quelquefois, plus haute, où souffle l'air de la justice, de la solidarité, de l'altruisme, cette montagne du devoir civique dont le dernier pic s'appelle le sacrifice, quand il ne s'agirait que du sacrifice d'un petit verre, d'un tout petit verre.

Certainement, l'Université a le devoir de répéter le cri nouveau : *Sursum corpora*, mais elle faillirait, ce me semble, à sa mission la plus spéciale si elle cessait de répéter son cri ancien : *Sursum corda*.

LIGUE CONTRE L'ALCOOLISME ET LA TUBERCULOSE

COMITÉ CENTRAL

M. Perroud, recteur de l'Académie, président du Conseil de l'Université, *Président*.

MM. Doumergue, professeur à la Faculté de théologie, délégué du Comité de Tarn-et-Garonne, *Secrétaire*.

Fleureau, proviseur du Lycée d'Albi, délégué du Comité du Tarn.

Gros, inspecteur primaire à Foix, délégué du Comité de l'Ariège.

Aries, professeur à l'École primaire supérieure, délégué du Comité de la Haute-Garonne.

Trouillet, pharmacien à Rodez, délégué du Comité de l'Aveyron.

Fontenaille, inspecteur primaire à Auch, délégué du Comité du Gers.

Bouffard, chef du Cabinet du Préfet des Hautes-Pyrénées, délégué du Comité des Hautes-Pyrénées.

COMITÉ DÉPARTEMENTAL DE LA HAUTE-GARONNE

MM. les Inspecteurs primaires.

Guiraud, professeur à la Faculté de médecine.

Abelous, — —

Ogereau, proviseur du Lycée de Toulouse.

Pérès, professeur au Lycée de Toulouse.

Gillard, professeur à l'École normale.

Aries, professeur à l'École primaire supérieure.

Carrosse, directeur d'école à Villefranche.

MM. GUILHAMOT.
DUPONT.
BORDES.
BADIN, étudiant en médecine.

COMITÉ DÉPARTEMENTAL DU TARN

M. l'INSPECTEUR d'ACADÉMIE.
MM. FLEUREAU, proviseur du Lycée d'Albi.
CHASTEL, inspecteur primaire.
CHADEYRAS,   —   —
OURADOU,   —   —
GRANIER,   —   —
PEYRONNET,   —   —
CRAMAUSSEL, professeur au Lycée d'Albi.
JACOURET,   —   —
RAIMBAUX,   —   —
CHEVALLIER, répétiteur au Lycée d'Albi.
MIR, directeur de l'Ecole normale d'Albi.
SUDRE, professeur à l'Ecole normale d'Albi.
le Dr DURAND, médecin du Collège de filles d'Albi.
le Dr BONNÉRY, médecin-major au 143me, à Albi.
le Dr Camille BOUSSAC, médecin de l'Ecole normale d'insti-
    tutrices.
le Dr Edouard BOUSSAC, médecin du Lycée d'Albi.
JOLIBOIS, chef de division à la Préfecture.
FOURÈS, directeur d'école publique à Albi.
GARRIGUES,   —   —
BORDES,   —   —
CAMBOULIVES, membre du Conseil d'administration du Lycée.
CHARPENTIER, administrateur de la verrerie ouvrière.
ALIBERT, pharmacien à Albi.

COMITÉ DÉPARTEMENTAL DE L'AVEYRON

M. l'INSPECTEUR d'ACADÉMIE.
MM. ISTRIA, inspecteur primaire honoraire.
BOUNIOL, inspecteur primaire.

MM. Bouchendhomme, inspecteur primaire.

Brunet, professeur au Lycée, *Secrétaire*.

Chouat,   —   *Secrétaire-adjoint*.

Julien, instituteur à Rodez, *Trésorier*.

le Dr Puech, médecin à Rodez.

le Dr Augé,   —   —

Trouillet, pharmacien à Rodez.

le Dr Ramadié, directeur de l'Asile d'aliénés de Rodez.

COMITÉ DÉPARTEMENTAL DU LOT

M.   l'Inspecteur d'Académie, *Président*.

MM. le Dr Darquier, à Cahors.

le Dr Valat,   —

le Dr Valette,   —

le Dr Gélis,   —

le Dr Aymard,   —

le Dr Pénel, à Prayssac.

le Dr Fontanilles, à Gourdon.

Mazières, adjoint au maire de Cahors.

le Dr Larnaudie, conseiller général à Toirac.

Malvy,   —   à Souillac.

Daffas,   —   à Salviac.

Longpuech,   —   à Figeac.

Murat,   —   à Saint-Céré.

le Proviseur du Lycée à Cahors.

Mme la Directrice du Collège de jeunes filles à Cahors.

MM. le Principal du Collège de Figeac.

le Directeur de l'École normale d'instituteurs à Cahors.

l'Inspecteur primaire à Cahors (1re circ.).

l'Inspecteur primaire à Cahors (2e circ.).

l'Inspecteur primaire à Figeac.

l'Inspecteur primaire à Gourdon.

Vidal, directeur de cours complémentaire à Cahors.

Bouyé,   —   —   à Souillac.

Gipoulou,   —   —   à Prayssac.

Mme Ségala, directrice d'école primaire supérieure à Saint-Céré.

Mlles Bonnet, directrice d'école à Cahors.

Contios, institutrice à Capdenac.

COMITÉ DÉPARTEMENTAL DE TARN-ET-GARONNE

M.   l'Inspecteur d'Académie, *Président*.

MM. Rohmer, proviseur du Lycée Ingres.

Doumergue, professeur à la Faculté de théologie protestante, *Secrétaire général*.

Lalaurie, directeur de l'École normale.

Monrayssé, inspecteur primaire.

Ris,   —   —

Cazals, professeur au Lycée Ingres.

Petit, médecin-major au 11e de ligne.

le Dr Bergis, médecin du Lycée de jeunes filles.

Hugues, pharmacien, *Trésorier*.

COMITÉ DÉPARTEMENTAL DU GERS

M.   l'Inspecteur d'Académie, *Président*.

MM. Fontenailles, inspecteur primaire.

X...,   —   —   .

X...,   —   —

X...,   .   —   —

Daries, directeur d'école à Marciac.

Sainte-Marie, instituteur à Saint-Michel.

Diomard, professeur au Lycée d'Auch.

Rhodes, directeur de l'École normale.

Pouget, maire de la ville d'Auch.

le Dr Sancet, président du Conseil général.

le Dr Dupouy, conseiller général.

Dumas, directeur d'usine.

COMITÉ DÉPARTEMENTAL DES HAUTES-PYRÉNÉES

M.   l'Inspecteur d'Académie. *Président*.

MM. Barailhé, directeur des Domaines à Tarbes.

Lavaurs, directeur des Postes à Tarbes.

Duhamel, industriel à Tarbes.

Dupont,   —   —

Croiset, proviseur du Lycée de Tarbes.

Renesson, principal du Collège de Vic-Bigorre.

Roullet,   —   —   de Bagnères-de-Bigorre.

Mmes LACROIX, directrice du Collège de jeunes filles de Tarbes.

SAILLARD, professeur au — —

FLOUTIER, directrice de l'École normale d'institutrices de Tarbes.

DARRIBES, professeur à — —

MM. X..., inspecteur primaire.

X..., — —

X. ., — —

X..., — —

DUPUI, professeur au Lycée.

RÉCÉJAC, — —

CANET, — —

MIEILLE, — —

CHARLET, instituteur à Argelès.

BARRÈRE, — à Marsac.

BOUFFARD, chef du cabinet du Préfet.

JARDEL, directeur des contributions indirectes.

VIDAILHET, instituteur à Sarrancolin.

JOANABAT, — à Asté.

MERCHERZ, capitaine au 53e de ligne.

COMITÉ DÉPARTEMENTAL DE L'ARIÈGE

M. l'INSPECTEUR d'ACADÉMIE, *Président.*

MM. GAY, procureur de la République, *Vice-Président.*

le Dr TEULIÈRE, inspecteur des Enfants-Assistés, *Vice-Président.*

GROS, inspecteur primaire à Foix, *Secrétaire.*

DUBUC, — — à Pamiers.

AMBIELLE, — — à Tarascon.

FLOTTES, — — à Saint-Girons.

MALAVAL, censeur du Lycée.

CARALP, professeur au Lycée.

PÉRIÈRES, — à l'École normale.

BEULAYGUE, directeur de l'école de Foix.

FOURNIÉ, — — de Pamiers (Carmes).

DELPY, — — de Tarascon.

PAULY, — — de Castelnau-Durban.

PRÉVOT, — — de Labastide-de-Sérou.

Mme BEULAYGUE, directrice de l'école de Foix.

Toulouse, Imp. DOULADOURE-PRIVAT, rue St-Rome, 39. — 2678